AF175233

SYMPTOM -TAGEBUCH

Für Hunde und Katzen

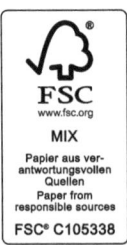

Bibliografische Information der Deutschen Nationalbibliothek:
Die Deutsche Nationalbibliothek verzeichnet diese Publikation in der Deutschen Nationalbibliografie; detaillierte bibliografische Daten sind im Internet über http://dnb.dnb.de abrufbar.

© 2022 Katerina Mirus - Tierheilpraxis Catmedicum

Herstellung und Verlag: BoD – Books on Demand, Norderstedt
ISBN: 978-3-7557-9260-4

Verhaltensveränderungen, wiederkehrende Magen-Darmerkrankungen, Ohrenentzündungen oder Hautprobleme können bei unseren Haustieren auf eine eigenständige Erkrankung, aber auch auf Allergien und Futtermittelnunverträglichkeiten hinweisen. Herauszufinden, welche Faktoren und Maßnahmen diese Beschwerden beeinflussen, ist nicht immer einfach. Deren Zusammenhang und Auswirkung wird nämlich oft erst durch längeres und ausführliches dokumentieren deutlich.

Ein Symptom-Tagebuch bietet eine praktische und effektive Methode zur Erfassung von Veränderungen im Verhalten, in der Ernährung und im Gesundheitszustand. Halten Sie daher regelmäßig oder am besten **möglichst täglich**, wichtige Ereignisse und den Verlauf aller Symptome und Beschwerden und deren Ausprägung fest. Denn manche Auslöser zeigen ihre Wirkung erst nach 2-3 Tagen, einige treten nur saisonal auf. Dokumentation an Tagen, an denen keine Beschwerden vorliegen, sind für ein Vergleich ebenso wichtig.

Dieses Tagebuch zeigt sowohl den Alltag ohne Beschwerden als auch alle Auswirkungen und Veränderungen einer Erkrankung im Verlaufe eines Jahres. Damit wird es ein wichtiges Hilfsmittel für eine gute Anamnese und Festlegung einer Therapie.

Gleich am Anfang werden neben **Rasse, Alter und Geschlecht** auch alle vorherigen **Eingriffe** unter Narkose und durchlaufene **Erkrankungen** festgehalten. Narkosemittel, Impfungen, Wurmkuren, Spot Ons und andere Medikamente könnten erst in ein paar Wochen oder Monaten Nebenwirkungen zeigen und zusätzlich den ganzen Organismus belasten.

Wiederkehrende **psychische** (z.B. ständige Befehle, andere Tiere, Kinder, Lärm, Läufigkeit, Tierarztbesuch, Feuerwerk, Gewitter) oder **physische Belastungen** (Atembeschwerden bei brachyzephalen Rassen, Gerüche, chronische Erkrankungen, Verletzungen, Überbelastung durch Sport) bedeuten **Stress**. Dieser wiederum kann Magenkrämpfe und Durchfall auslösen oder die Darmwand schädigen und ihre Barrierefunktion beeinträchtigen. Eine durchlässige Darmwand (Leaky Gut) begünstigt das Eindringen von Toxinen, Schadstoffen, Allergenen und kann die Ursache für vielerlei Beschwerden sein.

Auch **Veränderungen** in Ihrem täglichen Leben, wie Streit, hektischer Alltag, Umzug, Umbau, Besuch, Autofahrten, Urlaub, Abwesenheit, veränderte Arbeitszeiten oder ein Problem innerhalb der Familie, könnten Stress und Angst bei Ihrem Schützling verursachen und Auswirkungen auf sein Wohlbefinden und/oder eine bestehende Krankheit haben.

Es kann sinnvoll sein, nicht nur Belastungen, den Alltag sowie auch alle **Aktivitäten** (Schwimmen, Hundeschule, Ballspielen, Rennen) und **Ruhepausen** des Tages zu dokumentieren, sondern auch wieviele Stunden Ihr Liebling **alleine Zuhause** verbracht hat und die durchschnittliche **Zeit**, die täglich **im Freien** verbracht wird. Protokollieren Sie Freigang und Gassizeiten, **Aufenthaltsorte** (Felder, Garten, Wald, Stadt, Hotel, Park) und auch alle mögliche Umweltfaktoren, die das Beschwerdebild auslösen können.

<u>Dazu gehören</u>: Düngen und Besprühen von Feldern, Salz streuen im Winter, Baustellen, Polenflug, Gewitter, Sturm, Schneefall, Regen, Temperatur (extreme Hitze oder Kälte), Luftverschmutzung

Überprüfen Sie regelmäßig auch die Zähne und das Zahnfleisch, die Ohren, Augen und andere Körperteile und notieren Sie im Tagebuch, was sich Ihrer Meinung nach verändert hat. Wenn Sie Ihr Haustier streicheln, nutzen Sie die Gelegenheit, sein Fell, Krallen und die Haut auf Verfärbungen, trockene, gerötete, geschwollene oder warme Stellen, Beulen, Parasiten oder andere Ungewöhnlichkeiten zu untersuchen.
Achten Sie auch auf eine Veränderung seiner Reaktionen, wenn Sie ihn inspizieren.

Symptom-Beispiele: Atembeschwerden, Augenausfluss, Ohrentzündung, Analdrüsenentzündung, Schmerzen, verfärbte Krallen, gerötete Pfoten, kahle oder trockene Hautstellen, Schuppenbildung, Pusteln, Krusten, Hyperpigmentierung (Region, Größe, Farbe), Juckreiz, Lecken, Schmatzen, Grasfressen, Erbrechen, Magengeräusche, Maulgeruch, Zahnstein, Aufstoßen, Flatulenzen, auffallender Fellgeruch

Sie können die Stärke der Symptome mit Nummern oder Zeichen kennzeichnen:
1 oder * = leicht, 2 oder ** = mäßig, 3 oder *** = stark
- für Abnahme, + für Zunahme, 0 für keine Beschwerden

<u>Ein Beispiel beim Juckreiz</u>: Eine 0 bedeutet, dass sich Ihr Tier nicht mehr kratzt/knabbert/ schleckt, also keinen Juckreiz zeigt. Eine 3 steht dagegen für den schlimmsten Juckreiz, den Sie sich vorstellen können. Ihr Hund/Ihre Katze juckt und kratzt sich andauernd (auch nachts), lässt sich nicht ablenken und unterbricht sogar das Fressen/Spielen/Spazierengehen, um sich zu kratzen.

Verhalten: Unruhe, Apathie, Aggressionen, Hyperaktivität, vermehrtes Miauen, Fauchen, Knurren oder Bellen, Zittern, extremes Ziehen an der Leine, vermehrtes Schnuffeln, Hecheln, Müdigkeit, Anhänglichkeit, Bewegungsunlust, Appetitlosigkeit, starkes Durst- oder Hungergefühl

Besonders wichtig ist die **Ernährung** - Futtermarke, alle Einzelmittel, Leckerlies und Ergänzungen, deren Menge und Häufigkeit. Nur so können später einzelne Nahrungsmittel oder Nahrungsmittelbestandteile, die Probleme bereiten, ausfindig gemacht werden.

Beim **Kotabsatz** ist die Häufigkeit, Menge, Farbe und Konsistenz von Bedeutung.

Notieren Sie 1x wöchentlich außerdem auch das **Gewicht** Ihres Hundes oder Ihrer Katze.

Besprechen Sie mit Ihrem Tierarzt oder Therapeuten, welche Faktoren in Ihrem Fall wichtig sind und lassen Sie Ihre Notizen regelmäßig durchsehen und auswerten. So gelingt es am schnellsten potenzielle Verstärker, Auslöser und Zusammenhänge zu identifizieren und die Behandlung darauf abzustimmen.

Gute Besserung

Name:

Geburtsdatum :

Geschlecht:

Rasse:

Zeitraum:

Eingriffe/Operationen:

Vorerkrankungen:

Notizen:

Datum						
Wetter						
Kondition **Verhalten**						
Aktivität **Umgebung**						
Zeit allein						
Stress						
Futter Marke Leckerlies						
Zusätze **Salben** **Arzneien** Dosierung						
Kot Häufigkeit Konsistenz Farbe						
Symptome						
Besondere **Ereignisse**						
Sonstiges **Gewicht**						

Datum							
Wetter							
Kondition Verhalten							
Aktivität Umgebung							
Zeit allein							
Stress							
Futter Marke Leckerlies							
Zusätze Salben Arzneien Dosierung							
Kot Häufigkeit Konsistenz Farbe							
Symptome							
Besondere Ereignisse							
Sonstiges Gewicht							

Datum						
Wetter						
Kondition Verhalten						
Aktivität Umgebung						
Zeit allein						
Stress						
Futter Marke Leckerlies						
Zusätze Salben Arzneien Dosierung						
Kot Häufigkeit Konsistenz Farbe						
Symptome						
Besondere Ereignisse						
Sonstiges Gewicht						

Datum							
Wetter							
Kondition **Verhalten**							
Aktivität **Umgebung**							
Zeit allein							
Stress							
Futter Marke Leckerlies							
Zusätze **Salben** **Arzneien** Dosierung							
Kot Häufigkeit Konsistenz Farbe							
Symptome							
Besondere **Ereignisse**							
Sonstiges **Gewicht**							

Datum						
Wetter						
Kondition Verhalten						
Aktivität Umgebung						
Zeit allein						
Stress						
Futter Marke Leckerlies						
Zusätze Salben Arzneien Dosierung						
Kot Häufigkeit Konsistenz Farbe						
Symptome						
Besondere Ereignisse						
Sonstiges Gewicht						

Datum							
Wetter							
Kondition **Verhalten**							
Aktivität **Umgebung**							
Zeit allein							
Stress							
Futter Marke Leckerlies							
Zusätze **Salben** **Arzneien** Dosierung							
Kot Häufigkeit Konsistenz Farbe							
Symptome							
Besondere **Ereignisse**							
Sonstiges **Gewicht**							

Datum						
Wetter						
Kondition **Verhalten**						
Aktivität **Umgebung**						
Zeit allein						
Stress						
Futter Marke Leckerlies						
Zusätze **Salben** **Arzneien** Dosierung						
Kot Häufigkeit Konsistenz Farbe						
Symptome						
Besondere **Ereignisse**						
Sonstiges **Gewicht**						

Datum							
Wetter							
Kondition Verhalten							
Aktivität Umgebung							
Zeit allein							
Stress							
Futter Marke Leckerlies							
Zusätze Salben Arzneien Dosierung							
Kot Häufigkeit Konsistenz Farbe							
Symptome							
Besondere Ereignisse							
Sonstiges Gewicht							

Datum						
Wetter						
Kondition **Verhalten**						
Aktivität **Umgebung**						
Zeit allein						
Stress						
Futter Marke Leckerlies						
Zusätze **Salben** **Arzneien** Dosierung						
Kot Häufigkeit Konsistenz Farbe						
Symptome						
Besondere **Ereignisse**						
Sonstiges **Gewicht**						

Datum							
Wetter							
Kondition Verhalten							
Aktivität Umgebung							
Zeit allein							
Stress							
Futter Marke Leckerlies							
Zusätze Salben Arzneien Dosierung							
Kot Häufigkeit Konsistenz Farbe							
Symptome							
Besondere Ereignisse							
Sonstiges Gewicht							

Datum							
Wetter							
Kondition Verhalten							
Aktivität Umgebung							
Zeit allein							
Stress							
Futter Marke Leckerlies							
Zusätze Salben Arzneien Dosierung							
Kot Häufigkeit Konsistenz Farbe							
Symptome							
Besondere Ereignisse							
Sonstiges Gewicht							

Datum							
Wetter							
Kondition Verhalten							
Aktivität Umgebung							
Zeit allein							
Stress							
Futter Marke Leckerlies							
Zusätze Salben Arzneien Dosierung							
Kot Häufigkeit Konsistenz Farbe							
Symptome							
Besondere Ereignisse							
Sonstiges Gewicht							

Datum						
Wetter						
Kondition **Verhalten**						
Aktivität **Umgebung**						
Zeit allein						
Stress						
Futter Marke Leckerlies						
Zusätze **Salben** **Arzneien** Dosierung						
Kot Häufigkeit Konsistenz Farbe						
Symptome						
Besondere **Ereignisse**						
Sonstiges **Gewicht**						

Datum							
Wetter							
Kondition Verhalten							
Aktivität Umgebung							
Zeit allein							
Stress							
Futter Marke Leckerlies							
Zusätze Salben Arzneien Dosierung							
Kot Häufigkeit Konsistenz Farbe							
Symptome							
Besondere Ereignisse							
Sonstiges Gewicht							

Datum						
Wetter						
Kondition **Verhalten**						
Aktivität **Umgebung**						
Zeit allein						
Stress						
Futter Marke Leckerlies						
Zusätze **Salben** **Arzneien** Dosierung						
Kot Häufigkeit Konsistenz Farbe						
Symptome						
Besondere **Ereignisse**						
Sonstiges **Gewicht**						

Datum							
Wetter							
Kondition **Verhalten**							
Aktivität **Umgebung**							
Zeit allein							
Stress							
Futter Marke Leckerlies							
Zusätze **Salben** **Arzneien** Dosierung							
Kot Häufigkeit Konsistenz Farbe							
Symptome							
Besondere **Ereignisse**							
Sonstiges **Gewicht**							

Datum						
Wetter						
Kondition Verhalten						
Aktivität Umgebung						
Zeit allein						
Stress						
Futter Marke Leckerlies						
Zusätze Salben Arzneien Dosierung						
Kot Häufigkeit Konsistenz Farbe						
Symptome						
Besondere Ereignisse						
Sonstiges Gewicht						

Datum							
Wetter							
Kondition Verhalten							
Aktivität Umgebung							
Zeit allein							
Stress							
Futter Marke Leckerlies							
Zusätze Salben Arzneien Dosierung							
Kot Häufigkeit Konsistenz Farbe							
Symptome							
Besondere Ereignisse							
Sonstiges Gewicht							

Datum						
Wetter						
Kondition **Verhalten**						
Aktivität **Umgebung**						
Zeit allein						
Stress						
Futter Marke Leckerlies						
Zusätze **Salben** **Arzneien** Dosierung						
Kot Häufigkeit Konsistenz Farbe						
Symptome						
Besondere **Ereignisse**						
Sonstiges **Gewicht**						

Datum							
Wetter							
Kondition Verhalten							
Aktivität Umgebung							
Zeit allein							
Stress							
Futter Marke Leckerlies							
Zusätze Salben Arzneien Dosierung							
Kot Häufigkeit Konsistenz Farbe							
Symptome							
Besondere Ereignisse							
Sonstiges Gewicht							

Datum						
Wetter						
Kondition **Verhalten**						
Aktivität **Umgebung**						
Zeit allein						
Stress						
Futter Marke Leckerlies						
Zusätze **Salben** **Arzneien** Dosierung						
Kot Häufigkeit Konsistenz Farbe						
Symptome						
Besondere **Ereignisse**						
Sonstiges **Gewicht**						

Datum							
Wetter							
Kondition **Verhalten**							
Aktivität **Umgebung**							
Zeit allein							
Stress							
Futter Marke Leckerlies							
Zusätze **Salben** **Arzneien** Dosierung							
Kot Häufigkeit Konsistenz Farbe							
Symptome							
Besondere **Ereignisse**							
Sonstiges **Gewicht**							

Datum							
Wetter							
Kondition **Verhalten**							
Aktivität **Umgebung**							
Zeit allein							
Stress							
Futter Marke Leckerlies							
Zusätze **Salben** **Arzneien** Dosierung							
Kot Häufigkeit Konsistenz Farbe							
Symptome							
Besondere **Ereignisse**							
Sonstiges **Gewicht**							

Datum							
Wetter							
Kondition Verhalten							
Aktivität Umgebung							
Zeit allein							
Stress							
Futter Marke Leckerlies							
Zusätze Salben Arzneien Dosierung							
Kot Häufigkeit Konsistenz Farbe							
Symptome							
Besondere Ereignisse							
Sonstiges Gewicht							

Datum						
Wetter						
Kondition **Verhalten**						
Aktivität **Umgebung**						
Zeit allein						
Stress						
Futter Marke Leckerlies						
Zusätze **Salben** **Arzneien** Dosierung						
Kot Häufigkeit Konsistenz Farbe						
Symptome						
Besondere **Ereignisse**						
Sonstiges **Gewicht**						

Datum							
Wetter							
Kondition Verhalten							
Aktivität Umgebung							
Zeit allein							
Stress							
Futter Marke Leckerlies							
Zusätze Salben Arzneien Dosierung							
Kot Häufigkeit Konsistenz Farbe							
Symptome							
Besondere Ereignisse							
Sonstiges Gewicht							

Datum						
Wetter						
Kondition **Verhalten**						
Aktivität **Umgebung**						
Zeit allein						
Stress						
Futter Marke Leckerlies						
Zusätze **Salben** **Arzneien** Dosierung						
Kot Häufigkeit Konsistenz Farbe						
Symptome						
Besondere **Ereignisse**						
Sonstiges **Gewicht**						

Datum							
Wetter							
Kondition Verhalten							
Aktivität Umgebung							
Zeit allein							
Stress							
Futter Marke Leckerlies							
Zusätze Salben Arzneien Dosierung							
Kot Häufigkeit Konsistenz Farbe							
Symptome							
Besondere Ereignisse							
Sonstiges Gewicht							

Datum							
Wetter							
Kondition Verhalten							
Aktivität Umgebung							
Zeit allein							
Stress							
Futter Marke Leckerlies							
Zusätze Salben Arzneien Dosierung							
Kot Häufigkeit Konsistenz Farbe							
Symptome							
Besondere Ereignisse							
Sonstiges Gewicht							

Datum							
Wetter							
Kondition Verhalten							
Aktivität Umgebung							
Zeit allein							
Stress							
Futter Marke Leckerlies							
Zusätze Salben Arzneien Dosierung							
Kot Häufigkeit Konsistenz Farbe							
Symptome							
Besondere Ereignisse							
Sonstiges Gewicht							

Datum						
Wetter						
Kondition **Verhalten**						
Aktivität **Umgebung**						
Zeit allein						
Stress						
Futter Marke Leckerlies						
Zusätze **Salben** **Arzneien** Dosierung						
Kot Häufigkeit Konsistenz Farbe						
Symptome						
Besondere **Ereignisse**						
Sonstiges **Gewicht**						

Datum							
Wetter							
Kondition Verhalten							
Aktivität Umgebung							
Zeit allein							
Stress							
Futter Marke Leckerlies							
Zusätze Salben Arzneien Dosierung							
Kot Häufigkeit Konsistenz Farbe							
Symptome							
Besondere Ereignisse							
Sonstiges Gewicht							

Datum						
Wetter						
Kondition **Verhalten**						
Aktivität **Umgebung**						
Zeit allein						
Stress						
Futter Marke Leckerlies						
Zusätze **Salben** **Arzneien** Dosierung						
Kot Häufigkeit Konsistenz Farbe						
Symptome						
Besondere **Ereignisse**						
Sonstiges **Gewicht**						

Datum							
Wetter							
Kondition Verhalten							
Aktivität Umgebung							
Zeit allein							
Stress							
Futter Marke Leckerlies							
Zusätze Salben Arzneien Dosierung							
Kot Häufigkeit Konsistenz Farbe							
Symptome							
Besondere Ereignisse							
Sonstiges Gewicht							

Datum							
Wetter							
Kondition **Verhalten**							
Aktivität **Umgebung**							
Zeit allein							
Stress							
Futter Marke Leckerlies							
Zusätze **Salben** **Arzneien** Dosierung							
Kot Häufigkeit Konsistenz Farbe							
Symptome							
Besondere **Ereignisse**							
Sonstiges **Gewicht**							

Datum							
Wetter							
Kondition Verhalten							
Aktivität Umgebung							
Zeit allein							
Stress							
Futter Marke Leckerlies							
Zusätze Salben Arzneien Dosierung							
Kot Häufigkeit Konsistenz Farbe							
Symptome							
Besondere Ereignisse							
Sonstiges Gewicht							

Datum						
Wetter						
Kondition **Verhalten**						
Aktivität **Umgebung**						
Zeit allein						
Stress						
Futter Marke Leckerlies						
Zusätze **Salben** **Arzneien** Dosierung						
Kot Häufigkeit Konsistenz Farbe						
Symptome						
Besondere **Ereignisse**						
Sonstiges **Gewicht**						

Datum							
Wetter							
Kondition Verhalten							
Aktivität Umgebung							
Zeit allein							
Stress							
Futter Marke Leckerlies							
Zusätze Salben Arzneien Dosierung							
Kot Häufigkeit Konsistenz Farbe							
Symptome							
Besondere Ereignisse							
Sonstiges Gewicht							

Datum						
Wetter						
Kondition **Verhalten**						
Aktivität **Umgebung**						
Zeit allein						
Stress						
Futter Marke Leckerlies						
Zusätze **Salben** **Arzneien** Dosierung						
Kot Häufigkeit Konsistenz Farbe						
Symptome						
Besondere **Ereignisse**						
Sonstiges **Gewicht**						

Datum							
Wetter							
Kondition **Verhalten**							
Aktivität **Umgebung**							
Zeit allein							
Stress							
Futter Marke Leckerlies							
Zusätze **Salben** **Arzneien** Dosierung							
Kot Häufigkeit Konsistenz Farbe							
Symptome							
Besondere **Ereignisse**							
Sonstiges **Gewicht**							

Datum							
Wetter							
Kondition Verhalten							
Aktivität Umgebung							
Zeit allein							
Stress							
Futter Marke Leckerlies							
Zusätze Salben Arzneien Dosierung							
Kot Häufigkeit Konsistenz Farbe							
Symptome							
Besondere Ereignisse							
Sonstiges Gewicht							

Datum							
Wetter							
Kondition Verhalten							
Aktivität Umgebung							
Zeit allein							
Stress							
Futter Marke Leckerlies							
Zusätze Salben Arzneien Dosierung							
Kot Häufigkeit Konsistenz Farbe							
Symptome							
Besondere Ereignisse							
Sonstiges Gewicht							

Datum						
Wetter						
Kondition **Verhalten**						
Aktivität **Umgebung**						
Zeit allein						
Stress						
Futter Marke Leckerlies						
Zusätze **Salben** **Arzneien** Dosierung						
Kot Häufigkeit Konsistenz Farbe						
Symptome						
Besondere **Ereignisse**						
Sonstiges **Gewicht**						

Datum							
Wetter							
Kondition Verhalten							
Aktivität Umgebung							
Zeit allein							
Stress							
Futter Marke Leckerlies							
Zusätze Salben Arzneien Dosierung							
Kot Häufigkeit Konsistenz Farbe							
Symptome							
Besondere Ereignisse							
Sonstiges Gewicht							

Datum						
Wetter						
Kondition **Verhalten**						
Aktivität **Umgebung**						
Zeit allein						
Stress						
Futter Marke Leckerlies						
Zusätze **Salben** **Arzneien** Dosierung						
Kot Häufigkeit Konsistenz Farbe						
Symptome						
Besondere **Ereignisse**						
Sonstiges **Gewicht**						

Datum							
Wetter							
Kondition **Verhalten**							
Aktivität **Umgebung**							
Zeit allein							
Stress							
Futter Marke Leckerlies							
Zusätze **Salben** **Arzneien** Dosierung							
Kot Häufigkeit Konsistenz Farbe							
Symptome							
Besondere **Ereignisse**							
Sonstiges **Gewicht**							

Datum							
Wetter							
Kondition **Verhalten**							
Aktivität **Umgebung**							
Zeit allein							
Stress							
Futter Marke Leckerlies							
Zusätze **Salben** **Arzneien** Dosierung							
Kot Häufigkeit Konsistenz Farbe							
Symptome							
Besondere **Ereignisse**							
Sonstiges **Gewicht**							

Datum							
Wetter							
Kondition **Verhalten**							
Aktivität **Umgebung**							
Zeit allein							
Stress							
Futter Marke Leckerlies							
Zusätze **Salben** **Arzneien** Dosierung							
Kot Häufigkeit Konsistenz Farbe							
Symptome							
Besondere **Ereignisse**							
Sonstiges **Gewicht**							

Datum						
Wetter						
Kondition **Verhalten**						
Aktivität **Umgebung**						
Zeit allein						
Stress						
Futter Marke Leckerlies						
Zusätze **Salben** **Arzneien** Dosierung						
Kot Häufigkeit Konsistenz Farbe						
Symptome						
Besondere **Ereignisse**						
Sonstiges **Gewicht**						

Datum							
Wetter							
Kondition Verhalten							
Aktivität Umgebung							
Zeit allein							
Stress							
Futter Marke Leckerlies							
Zusätze Salben Arzneien Dosierung							
Kot Häufigkeit Konsistenz Farbe							
Symptome							
Besondere Ereignisse							
Sonstiges Gewicht							

Datum						
Wetter						
Kondition **Verhalten**						
Aktivität **Umgebung**						
Zeit allein						
Stress						
Futter Marke Leckerlies						
Zusätze **Salben** **Arzneien** Dosierung						
Kot Häufigkeit Konsistenz Farbe						
Symptome						
Besondere **Ereignisse**						
Sonstiges **Gewicht**						

Datum							
Wetter							
Kondition **Verhalten**							
Aktivität **Umgebung**							
Zeit allein							
Stress							
Futter Marke Leckerlies							
Zusätze **Salben** **Arzneien** Dosierung							
Kot Häufigkeit Konsistenz Farbe							
Symptome							
Besondere **Ereignisse**							
Sonstiges **Gewicht**